COURTE RELATION

D'UNE

VISITE A BAGNÈRES-DE-BIGORRE

PAR

Le Professeur SIRUS-PIRONDI

ASSOCIÉ NATIONAL DE L'ACADÉMIE DE MÉDECINE
CHIRURGIEN CONSULTANT DES HOPITAUX

MARSEILLE
TYPOGRAPHIE ET LITHOGRAPHIE BARLATIER ET BARTHELET
Rue Venture, 19.

1890

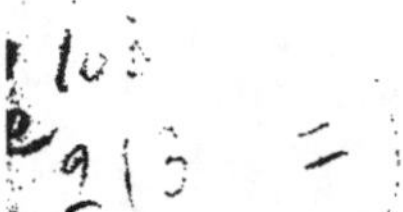

COURTE RELATION

D'UNE VISITE A BAGNÈRES-DE-BIGORRE

Adressée à M. le professeur LIVON,

Directeur du *Marseille-Médical*.

Mon cher collègue,

Vous m'avez demandé quelques renseignements sur la station thermale de Bagnères de Bigorre où je viens de passer un bon mois.

Il m'est d'autant plus agréable d'acquiescer à votre demande que je n'ai vraiment que du bien à vous dire de ce beau coin des Pyrénées ; un des plus importants peut-être à étudier au point de vue médical, et un de ceux dont on parle le moins et qu'on ne connait pas assez. Et à cet égard je dois moi-même vous avouer qu'en voyant M. le docteur V. Audhoui, dans la dernière édition du guide de C. James, qualifier de *Métropole des Bains des Pyrénées*, la station de Bagnères, j'avais soupçonné une trop bienveillante exagération. L'expression est cependant très justifiée lorsqu'on peut examiner de près les nombreuses ressources thérapeutiques dont on y dispose.

I

Une cinquantaine au moins de sources sont, en effet, disséminées au milieu ou autour de la petite ville. Il en est beaucoup d'une minéralisation capitale, et la variété et la richesse de leurs éléments constitutifs est telle qu'on peut facilement s'expliquer *pourquoi* des maladies chroniques — en apparence du moins — fort dissemblables, trouvent à Bagnères, par un emploi méthodique bien dirigé, une amélioration des plus remarquables, si ce n'est pas une guérison complète.

Et je rappellerai à cet égard l'opinion aussi juste qu'ancienne déjà, émise par Anglada père, dans son intéressant *Traité des eaux minérales* (1). « Ce n'est pas, dit-il, une « superfluité médicinale d'avoir dans un même pays un « certain nombre de sources minérales » ; *à fortiori*, ajouterons-nous, si des sources différentes de force et de composition, se trouvent réunies autour d'une même station, pouvant se prêter un concours réciproque, d'après telles ou telles indications.

J'ai, en ce moment, sous les yeux, un tableau statistique des maladies chroniques traitées par l'emploi des eaux de Bagnères, pendant une période de sept ans (2).

Et voici ce que disent les chiffres :

Nombre de malades..................	2.545
Radicalement guéris................	390
Très améliorés......................	1.019
Sensiblement améliorés............	662

(1) Baillère et Sévale, Paris-Montpellier, 1833.

(2) Clinique Thérapeutique des eaux thermo-minérales de Bagnères-de-Bigorre et Labassère.

Par le docteur Alban de Lagarde, professeur à l'Ecole de Poitiers et dernier inspecteur-adjoint des thermes de Bigorre avant la suppression de l'inspectorat.

Paris. — J.-B. Baillère et Fils. 1887.

Soit : 2,071 baigneurs qui ont trouvé dans cette station un très notable soulagement à leurs maux, si ce n'est une guérison complète.

Les maladies de poitrines, les névropathies générales, les chloro-anémies, les affections gastro-intestinales et de la matrice, les rhumatisme, et les maladies de la peau, fournissent la note dominante dans cette statistique, et la moyenne est à peu près la même pour tous les résultats obtenus.

II

Les eaux de Bagnères sont qualifiées de *sources thermales sulfatées calciques magnésiennes et ferro-arsénicales*.

Ce dernier élément — arsénic — n'a été parfaitement et complètement mis en relief que par les études et analyses chimiques et MM. de Lagarde et Isambert. Le dosage auquel ils sont parvenus atteint près de deux milligrammes d'arséniate de soude par kilogramme d'eau. Cette dose est sans doute inférieure à celle des eaux de la Bourboule, mais elle surpasse celle des eaux du Mont-Dore (1).

Ces nombreux éléments constitutifs concourent puissamment à une médication complexe et expliquent, jusqu'à un certain point, leur utile intervention dans une assez grande variété d'états morbides ; mais à l'expérience seule appartenait de contrôler le bien fondé des prévisions cliniques.

(1) Voy. Manuel Médical des Eaux *salines sulfatées arsénicales, etc.*, de Bagnères-de-Bigorre, par MM. Alban de Lagarde et Isambert, professeurs à l'Ecole de Médecine de Poitiers, et à la Faculté des Sciences ; et Rapport du docteur Mayet à la Société d'Hydrologie.

Paris. — Germer-Baillère, 1876.

Il est, en effet, difficile de se rendre un compte exact de l'action médicinale des eaux minéralisées, si l'on s'en rapporte exclusivement à l'analyse chimique quelque parfaite et minutieuse qu'on la suppose. Il est des sources dont les éléments principaux paraissent identiques sous le double rapport qualificatif et quantitatif. Et, cependant, on constate souvent des résultats qui n'ont rien d'analogue, sur des malades paraissant atteints de la même maladie, parvenus au même degré et offrant d'ailleurs des conditions presque identiques d'âge, de tempérament, etc. J'en ai vu pas mal d'exemples, et il est juste d'admettre que les altitudes, la température, la nature du sol, ne sont pas des facteurs négligeables (1) ; mais il est peut-être sage d'admettre aussi que dans ce médicament thermal qui sort tout élaboré des entrailles de la terre, il y a quelque chose de plus que ce qui nous est fourni par les recherches du laboratoire et par les manipulations de nos officines. Que l'on mette ce *quid ignotum* sur le compte de la chaleur centrale de la terre ou sur des effets de pression d'électricité et que sais-je encore, je le veux bien, mais le fait est certain et peu explicable pour le moment.

On ne s'explique pas mieux, du reste, pourquoi les eaux ferrugineuses naturelles ont, comme médication martiale, un effet souvent meilleur que celui obtenu par les préparations officinales, quoique la dose de fer qu'elles renferment soit au dessous des doses pharmaceutiques que nous prescrivons journellement. Mais revenons à Bagnères.

(1) Voy. Climat des Montagnes, par le docteur Lombard, de Genève, 18[illegible]4, et Action des Climats d'altitude, par le docteur Leudet, des Eaux-Bonnes. Archives générales d'Hydrologie, n. 4, page 149, 1890.

III

Parmi ses nombreuses sources, il en est de chaudes et de froides. Celle de Salies a une température constante de 51° à 52° degrés, qu'elle conserve pendant les hivers les plus froids. La température des sources ferrugineuses, au nombre de cinq, varie de 18° à 20°. Examinée au rocher même d'où elle émerge l'eau dite *d'Angoulème* ne dépasse pas parfois 17° degrés.

Mais, parmi les eaux à basse température, il faut mentionner en première ligne la fameuse source sulfureuse froide de Labassère, d'une richesse minérale considérable, et qui conserve intact son degré de sulfuration partout où on la transporte, grâce précisément à sa température qui oscille entre 12° et 15° degrés.

La source de Labassère, quoique située à 14 kilomètres de Bagnères, apporte un contingent très considérble à cette station. Ne pouvant, en effet, être exploitée sur place, par suite de son émergement au fond d'une gorge et en pleine montagne, on a pris d'excellentes mesures pour son transport et on peut, en définitive, considérer Labassère comme faisant partie intégrante de la station de Bagnères.

IV

L'action thérapeutique de toutes ces différentes sources, ai-je déjà dit, est complexe, et M. le docteur A. de Lagarde (1) a grandement raison de diviser cette action en

(1) Loc. cit.

deux parts. La première est due à la minéralisation saline et se rapporte à l'ensemble des éléments autres que l'arsénic ; et, il faut plus particulièrement tenir compte de leur propriété essentiellement calmante sur le système nerveux général. La deuxième action est plus spéciale ; elle est due à l'arsénic, élément tout à la fois sédatif et reconstituant, qu'il est permis de considérer comme spécifique contre l'herpétisme.

Du reste, leur température très variée constitue une sorte de gamme thermale d'une utilité incontestable, soit qu'on les applique en bains, en boisson, en douches, en inhalations ou en pulvérisations.

Enfin, l'eau destinée à l'hydrothérapie se maintient constamment à 11° degrès, et de nombreuses piscines sont admirablement installées au Neo-Thermes. Une, surtout, est d'une dimension inusitée et très remarquable par le volume d'eau qui l'alimente et qui est incessamment renouvelée, comme dans toutes les autres de moindre dimension.

Quant à l'outillage et aux appareils spéciaux servant à l'exploitation de toutes ces sources, y compris celle de Salut — vaste établissement à un kilomètre de Bagnères aussi important que les thermes de la ville — ils ne laissent absolument rien à désirer, pas plus que ce qui tient à l'administration des thermes, grâce à l'ordre et à l'intelligence qui président au fonctionnement général.

V

En résumé, voilà une station des Pyrénées placée dans un site ravissant, à l'entrée de la belle vallée de Campan, à une altitude très favorable de 560 mètres, douée d'un climat tempéré, et qui fournit à la thérapeutique des éléments très variés et suffisamment actifs pour répondre aux exigeances d'une bonne et sage médecine pratique, visant à soulager quand elle ne peut espérer une guérison radicale.

Et si l'on ajoute à cela que Bagnères de Bigorre est une charmante petite ville, d'une propreté admirable, que la vie y est facile, à des conditions raisonnables, et que les baigneurs y sont également exempts du *grand bruit*, qui excite et fatigue, et de l'*excès de tranquillité* qui engendre l'ennui, on comprendra que tous ceux qui veulent sérieusement soigner une santé quelque peu compromise, s'y donnent rendez-vous et y reviennent par reconnaissance si ce n'est encore par nécessité.

VI

Et, maintenant, avant de terminer ces lignes, qu'il me soit permis de rappeler à ceux de nos confrères qui se rendraient à Bigorre en simples touristes — ce que je leur souhaite — qu'au milieu de la vallée de Campan se trouve le village de Baudéan, où est né et a passé sa première enfance l'illustre Larrey. Deux médaillons posés sur la façade d'une modeste maison transmettent aux passants, l'un, les traits du grand chirurgien militaire ; l'autre, la belle phrase contenue dans un testament inoubliable et qui a transmis à la postérité les vertus civiques d'un grand et noble caractère.

Aux jeunes médecins, cette belle inscription et le médaillon ne rappelleront sans doute que l'admirable conduite d'un homme qui a légué de la gloire et de beaux exemples aux chirurgiens de l'armée ; mais, pour nous, *pour les vieux*, qui avons vu — et n'avons pas oublié — avec quels sentiments de reconnaissance et de vénération on entourait Larrey dans ses visites à l'Hôtel des Invalides, où il y avait toujours d'instructifs enseignements à glaner, ce n'est pas sans émotion que l'on revoit les traits de cette sévère et si bonne figure sur les murs de la maison qui lui a servi de berceau.

Et il est à désirer — qu'on me permette encore ce vœu — que la Municipalité de Bagnères, présidée et dirigée par un médecin de valeur, M. le docteur Dejeanne, ancien interne des hôpitaux de Paris, ne se contente pas d'avoir donné le nom de Larrey à une petite rue qui mène au Casino. Elle devrait baptiser de ce beau nom les *Allées des Coustous*. La légende de cette appellation : *les Coustous* — y perdrait peut-être, mais le corps médical tout entier, chargé en définitive de ravitailler de baigneurs les villes d'eaux, serait heureux de constater l'acte de justice par lequel la Municipalité de Bagnères-de-Bigorre, aura honoré la mémoire d'un des enfants du Béarn qui ont le plus concouru à illustrer cette belle région des Pyrénées.

Sur ce, cher collègue, faites, en temps opportun, une excursion à Bagnères et vous partagerez assurément l'avis de votre tout dévoué.

Prof^r^ SIRUS-PIRONDI,

Associé national de l'Académie de Médecine,
chirurgien consultant des hôpitaux.

P.-S. — Je ne puis, cependant, me dispenser de joindre un petit blâme aux éloges qui précèdent. A Bagnères-de-Bigorre *tout n'est prêt* à recevoir les baigneurs que vers le 15 juillet. Il y a là plus d'un mois de perdu sans motif vraiment compréhensible.

(Extrait du *Marseille Médical*.)

www.ingramcontent.com/pod-product-compliance
Lightning Source LLC
LaVergne TN
LVHW012018170826
845678LV00004BA/1542
9782329630809